Publish...

Diario de Dieta

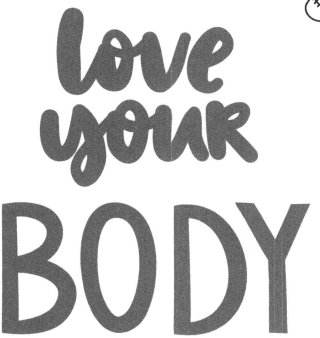

Mis medidas

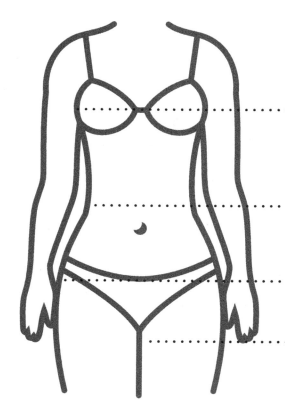

IMC

....

Pecho

....

Cintura

....

Trasero

....

Caderas

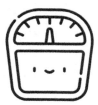

Peso actual

....

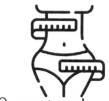

Porcentaje de grasa
corporal

....

Mi objetivo

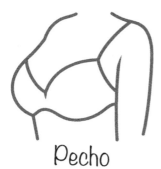

Pecho

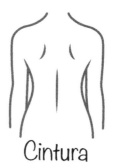

Cintura

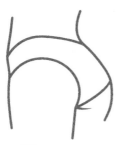

Trasero

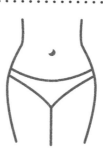

Caderas

 IMC

Peso objetivo

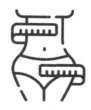

Porcentaje de grasa corporal

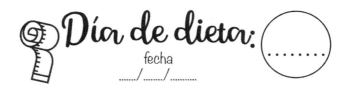

Día de dieta:

fecha

....../ ....../ ....

Desayuno

· ·

· ·

· ·

· ·

CALORÍAS

Merende

· ·

· ·

· ·

· ·

CALORÍAS

Almuerzo

· ·

· ·

· ·

· ·

CALORÍAS

Cena

· ·

· ·

· ·

· ·

CALORÍAS

Actividad física/entrenamiento

· ·

· ·

· ·

· ·

DURACIÓN   CALORIE CONSUMATE

¿Has bebido lo suficiente?

I BOTELLA = 0,5 L DE AGUA (RECOMENDACIÓN DIARIA 1,5 - 2 L)

Cálculo calórico

CALORÍAS TOTALES ....

CALORÍAS OBJETIVO ....

DÉFICIT 😊

EXCESO 😕

Notas del día

Clima:

Sueño

DORMÍ .... HORAS

ME DESPERTÉ .... VECES

Peso:

.... KG

Medidor de felicidad:

0   10   20   30   40   50   60   70   80   90   100

Estado de salud:

Estado de ánimo:

NOTAS ....

....

....

NOTAS ....

....

....

Cosas positivas/ logros

Cosas negativas/ pasos atrás

NOTAS ....

....

....

....

....

NOTAS ....

....

....

....

....

Notas, aprendizajes, objetivos y mejoras

....

....

....

....

Día de dieta: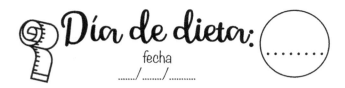

fecha
....../ ....../ ....

Desayuno

. . . .
. . . .
. . . .
. . . .
CALORÍAS

Merende

. . . .
. . . .
. . . .
. . . .
CALORÍAS

Almuerzo

. . . .
. . . .
. . . .
. . . .
CALORÍAS

Cena

. . . .
. . . .
. . . .
. . . .
CALORÍAS

Actividad física/entrenamiento

. . . .
. . . .
. . . .
. . . .

DURACIÓN   CALORIE CONSUMATE

¿Has bebido lo suficiente?

1 BOTELLA = 0,5 L DE AGUA (RECOMENDACIÓN DIARIA 1,5 - 2 L)

Cálculo calórico

CALORÍAS TOTALES . . . .

CALORÍAS OBJETIVO . . . .

DÉFICIT :)

EXCESO :(

Notas del día

Clima:

○ ○ ○ ○ ○

Sueño

DORMÍ .... HORAS
ME DESPERTÉ .... VECES

Peso:

.... KG

Medidor de felicidad:

0 10 20 30 40 50 60 70 80 90 100

Estado de salud:

○ ○ ○ ○

NOTAS ·

· ·

· ·

Estado de ánimo:

○ ○ ○ ○

NOTAS ·

· ·

· ·

Cosas positivas/ logros

NOTAS ·

· ·

· ·

· ·

· ·

Cosas negativas/ pasos atrás

NOTAS ·

· ·

· ·

· ·

· ·

Notas, aprendizajes, objetivos y mejoras

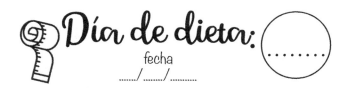

Día de dieta:

fecha
....../ ....../ ....

Desayuno

. . . .
. . . .
. . . .
. . . .
                                    CALORÍAS

Merende

. . . .
. . . .
. . . .
. . . .
                                    CALORÍAS

Almuerzo

. . . .
. . . .
. . . .
. . . .
                                    CALORÍAS

Cena

. . . .
. . . .
. . . .
. . . .
                                    CALORÍAS

Actividad física/entrenamiento

. . . .
. . . .
. . . .
. . . .
                          DURACIÓN   CALORIE CONSUMATE

¡Has bebido lo suficiente?

1 BOTELLA = 0,5 L DE AGUA (RECOMENDACIÓN DIARIA 1,5 - 2 L)

Cálculo calórico

CALORÍAS TOTALES ....   DÉFICIT :)

CALORÍAS OBJETIVO ....   EXCESO :(

Notas del día

Clima:

Sueño

DORMÍ .... HORAS
ME DESPERTÉ .... VECES

Peso:

.... KG

Medidor de felicidad:

0   10   20   30   40   50   60   70   80   90   100

Estado de salud:

Estado de ánimo:

NOTAS ·

· ·

· ·

NOTAS ·

· ·

· ·

Cosas positivas/logros

Cosas negativas/pasos atrás

NOTAS ·

· ·

· ·

· ·

· ·

NOTAS ·

· ·

· ·

· ·

· ·

Notas, aprendizajes, objetivos y mejoras

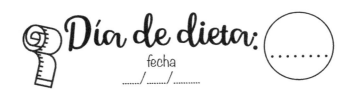

Día de dieta:

fecha
....../ ..../ ....

Desayuno

· ·
· ·
· ·
· ·
CALORÍAS

Merende

· ·
· ·
· ·
· ·
CALORÍAS

Almuerzo

· ·
· ·
· ·
· ·
CALORÍAS

Cena

· ·
· ·
· ·
· ·
CALORÍAS

Actividad física/entrenamiento

·   ·
·   ·
·   ·
·   ·
DURACIÓN   CALORIE CONSUMATE

¿Has bebido lo suficiente?

1 BOTELLA = 0,5 L DE AGUA (RECOMENDACIÓN DIARIA 1,5 - 2 L)

Cálculo calórico

CALORÍAS TOTALES ....

CALORÍAS OBJETIVO ....

DÉFICIT ☺

EXCESO ☹

Notas del día

Clima:

Sueño

DORMÍ .... HORAS

ME DESPERTÉ .... VECES

Peso:

.... KG

Medidor de felicidad:

0   10   20   30   40   50   60   70   80   90   100

Estado de salud:

Estado de ánimo:

NOTAS
· ·

· ·

· ·

NOTAS
· ·

· ·

· ·

Cosas positivas/ logros

Cosas negativas/ pasos atrás

NOTAS ·

· ·

· ·

· ·

· ·

NOTAS ·

· ·

· ·

· ·

· ·

Notas, aprendizajes, objetivos y mejoras

· ·

· ·

· ·

· ·

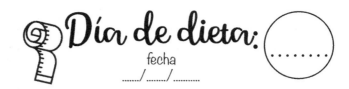

Día de dieta:

fecha
......./ ..../ ....

Desayuno

. . . .
. . . .
. . . .
. . . .

CALORÍAS

Merende

. . . .
. . . .
. . . .
. . . .

CALORÍAS

Almuerzo

. . . .
. . . .
. . . .
. . . .

CALORÍAS

Cena

. . . .
. . . .
. . . .
. . . .

CALORÍAS

Actividad física/entrenamiento

. . . .
. . . .
. . . .
. . . .

DURACIÓN   CALORIE CONSUMATE

¿Has bebido lo suficiente?

I BOTELLA = 0,5 L DE AGUA (RECOMENDACIÓN DIARIA 1,5 - 2 L)

Cálculo calórico

CALORÍAS TOTALES . . . .   DÉFICIT 😊

CALORÍAS OBJETIVO . . . .   EXCESO ☹

Notas del día

Clima:

Sueño

DORMÍ .... HORAS

ME DESPERTÉ .... VECES

Peso:

.... KG

Medidor de felicidad:

0   10   20   30   40   50   60   70   80   90   100

Estado de salud:

Estado de ánimo:

NOTAS ·

· ·

· ·

NOTAS ·

· ·

· ·

Cosas positivas/ logros

Cosas negativas/ pasos atrás

NOTAS ·

· ·

· ·

· ·

· ·

NOTAS ·

· ·

· ·

· ·

· ·

Notas, aprendizajes, objetivos y mejoras

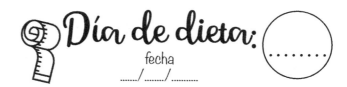

Día de dieta:

fecha
....../ ....../ ....

Desayuno

· ·
· ·
· ·
· ·
CALORÍAS

Merende

· ·
· ·
· ·
· ·
CALORÍAS

Almuerzo

· ·
· ·
· ·
· ·
CALORÍAS

Cena

· ·
· ·
· ·
· ·
CALORÍAS

Actividad física/entrenamiento

· ·
· ·
· ·
· ·
DURACIÓN   CALORIE CONSUMATE

¡Has bebido lo suficiente?

1 BOTELLA = 0,5 L DE AGUA (RECOMENDACIÓN DIARIA 1,5 - 2 L)

Cálculo calórico

CALORÍAS TOTALES ....   DÉFICIT ☺

CALORÍAS OBJETIVO ....   EXCESO ☹

Notas del día

Clima:

Sueño
DORMÍ .... HORAS
ME DESPERTÉ .... VECES

Peso:
.... KG

Medidor de felicidad:
0   10   20   30   40   50   60   70   80   90   100

Estado de salud:

Estado de ánimo:

NOTAS ·

· ·

· ·

NOTAS ·

· ·

· ·

Cosas positivas/ logros

Cosas negativas/ pasos atrás

NOTAS ·

· ·

· ·

· ·

· ·

NOTAS ·

· ·

· ·

· ·

Notas, aprendizajes, objetivos y mejoras

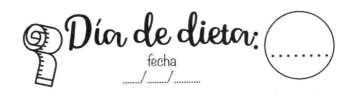

Día de dieta:

fecha

....../ ....../ ....

Desayuno

· ·

· ·

· ·

· ·

CALORÍAS

Merende

· ·

· ·

· ·

· ·

CALORÍAS

Almuerzo

· ·

· ·

· ·

· ·

CALORÍAS

Cena

· ·

· ·

· ·

· ·

CALORÍAS

Actividad física/entrenamiento

· ·

· ·

· ·

· ·

DURACIÓN   CALORIE CONSUMATE

¿Has bebido lo suficiente?

1 BOTELLA = 0,5 L DE AGUA (RECOMENDACIÓN DIARIA 1,5 - 2 L)

Cálculo calórico

CALORÍAS TOTALES ....

CALORÍAS OBJETIVO ....

DÉFICIT ☺

EXCESO ☹

Notas del día

Clima:

○   ○   ○   ○   ○

Sueño

DORMÍ .... HORAS
ME DESPERTÉ .... VECES

Peso:

.... KG

Medidor de felicidad:

0   10   20   30   40   50   60   70   80   90   100

Estado de salud:

○   ○   ○   ○

NOTAS . . . .

. . . .

. . . .

Estado de ánimo:

○   ○   ○   ○

NOTAS . . . .

. . . .

. . . .

Cosas positivas/ logros

NOTAS . . . .

. . . .

. . . .

. . . .

. . . .

Cosas negativas/ pasos atrás

NOTAS . . . .

. . . .

. . . .

. . . .

. . . .

Notas, aprendizajes, objetivos y mejoras

. . . .

. . . .

. . . .

. . . .

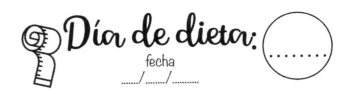

Día de dieta:

fecha
....../ ....../ ....

Desayuno

· ·

· ·

· ·

· ·
CALORÍAS

Merende

· ·

· ·

· ·

· ·
CALORÍAS

Almuerzo

· ·

· ·

· ·

· ·
CALORÍAS

Cena

· ·

· ·

· ·

· ·
CALORÍAS

Actividad física/entrenamiento

· ·

· ·

· ·

· ·
DURACIÓN   CALORIE CONSUMATE

¡Has bebido lo suficiente?

1 BOTELLA = 0,5 L DE AGUA (RECOMENDACIÓN DIARIA 1,5 - 2 L)

Cálculo calórico

CALORÍAS TOTALES ....

CALORÍAS OBJETIVO ....

DÉFICIT 🙂

EXCESO 🙁

Notas del día

Clima:

○   ○   ○   ○   ○

Sueño

DORMÍ .... HORAS

ME DESPERTÉ .... VECES

Peso:

.... KG

Medidor de felicidad:

0   10   20   30   40   50   60   70   80   90   100

Estado de salud:

○   ○   ○   ○

NOTAS ·

· ·

· ·

Estado de ánimo:

○   ○   ○   ○

NOTAS ·

· ·

· ·

Cosas positivas/ logros

NOTAS ·

· ·

· ·

· ·

· ·

Cosas negativas/ pasos atrás

NOTAS ·

· ·

· ·

· ·

· ·

Notas, aprendizajes, objetivos y mejoras

Día de dieta:

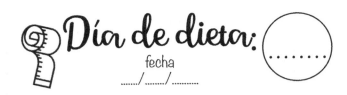

fecha

....../ ....../ ....

Desayuno

· ·

· ·

· ·

· ·

CALORÍAS

Merende

· ·

· ·

· ·

· ·

CALORÍAS

Almuerzo

· ·

· ·

· ·

· ·

CALORÍAS

Cena

· ·

· ·

· ·

· ·

CALORÍAS

Actividad física/entrenamiento

·   · · · · · · · · · · · · · ·   · · · · · · · · · · · · · · ·

·   · · · · · · · · · · · · · ·   · · · · · · · · · · · · · · ·

·   · · · · · · · · · · · · · ·   · · · · · · · · · · · · · · ·

·   · · · · · · · · · · · · · ·   · · · · · · · · · · · · · · ·

DURACIÓN   CALORIE CONSUMATE

¿Has bebido lo suficiente?

1 BOTELLA = 0,5 L DE AGUA (RECOMENDACIÓN DIARIA: 1,5 - 2 L)

Cálculo calórico

CALORÍAS TOTALES . . . .

CALORÍAS OBJETIVO . . . .

DÉFICIT ☺

EXCESO ☹

Notas del día

Clima:

○   ○   ○   ○   ○

Sueño

DORMÍ .... HORAS

ME DESPERTÉ .... VECES

Peso:

.... KG

Medidor de felicidad:

0   10   20   30   40   50   60   70   80   90   100

Estado de salud:

○   ○   ○   ○

Estado de ánimo:

○   ○   ○   ○

NOTAS

· ·

· ·

· ·

NOTAS

· ·

· ·

· ·

Cosas positivas/ logros

NOTAS ·

· ·

· ·

· ·

· ·

Cosas negativas/ pasos atrás

NOTAS ·

· ·

· ·

· ·

· ·

Notas, aprendizajes, objetivos y mejoras

....

....

....

....

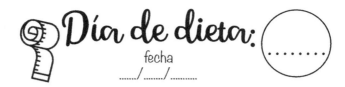

Día de dieta:
fecha
....../ ..../ ....

Desayuno
. . . .
. . . .
. . . .
. . . .
CALORÍAS

Merende
. . . .
. . . .
. . . .
. . . .
CALORÍAS

Almuerzo
. . . .
. . . .
. . . .
. . . .
CALORÍAS

Cena
. . . .
. . . .
. . . .
. . . .
CALORÍAS

Actividad física/entrenamiento
. . . .
. . . .
. . . .
. . . .
DURACIÓN   CALORIE CONSUMATE

¿Has bebido lo suficiente?
1 BOTELLA = 0,5 L DE AGUA (RECOMENDACIÓN DIARIA 1,5 - 2 L)

Cálculo calórico
CALORÍAS TOTALES ....   DÉFICIT :)

CALORÍAS OBJETIVO ....   EXCESO :(

Notas del día

Clima:

○   ○   ○   ○   ○

Sueño

DORMÍ .... HORAS

ME DESPERTÉ .... VECES

Peso:

.... KG

Medidor de felicidad:

0   10   20   30   40   50   60   70   80   90   100

Estado de salud:

○   ○   ○   ○

Estado de ánimo:

○   ○   ○   ○

NOTAS ....

....

....

NOTAS ....

....

....

Cosas positivas/ logros

NOTAS ....

....

....

....

....

Cosas negativas/ pasos atrás

NOTAS ....

....

....

....

....

Notas, aprendizajes, objetivos y mejoras

....

....

....

....

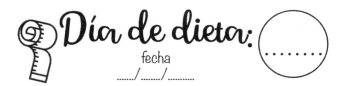

Día de dieta:

fecha

....../ ....../ ....

Desayuno

· ·
· ·
· ·
· ·

CALORÍAS

Merende

· ·
· ·
· ·
· ·

CALORÍAS

Almuerzo

· ·
· ·
· ·
· ·

CALORÍAS

Cena

· ·
· ·
· ·
· ·

CALORÍAS

Actividad física/entrenamiento

· ·
· ·
· ·
· ·

DURACIÓN   CALORIE CONSUMATE

¿Has bebido lo suficiente?

1 BOTELLA = 0,5 L DE AGUA (RECOMENDACIÓN DIARIA: 1,5 - 2 L)

Cálculo calórico

CALORÍAS TOTALES ....

CALORÍAS OBJETIVO ....

DÉFICIT 🙂

EXCESO 🙁

Notas del día

Clima:

Sueño

DORMÍ .... HORAS

ME DESPERTÉ .... VECES

Peso:

.... KG

Medidor de felicidad:

0   10   20   30   40   50   60   70   80   90   100

Estado de salud:

Estado de ánimo:

NOTAS ·

· ·

· ·

NOTAS ·

· ·

· ·

Cosas positivas/ logros

Cosas negativas/ pasos atrás

NOTAS ·

· ·

· ·

· ·

· ·

NOTAS ·

· ·

· ·

· ·

· ·

Notas, aprendizajes, objetivos y mejoras

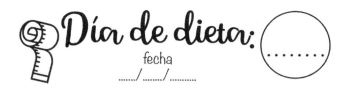

Día de dieta:

fecha
......./ ..../ ....

Desayuno

· ·
· ·
· ·
· ·
CALORÍAS

Merende

· ·
· ·
· ·
· ·
CALORÍAS

Almuerzo

· ·
· ·
· ·
· ·
CALORÍAS

Cena

· ·
· ·
· ·
· ·
CALORÍAS

Actividad física/entrenamiento

· ·
· ·
· ·
· ·
DURACIÓN   CALORIE CONSUMATE

¿Has bebido lo suficiente?

1 BOTELLA = 0,5 L DE AGUA (RECOMENDACIÓN DIARIA 1,5 - 2 L)

Cálculo calórico

CALORÍAS TOTALES ....   DÉFICIT 🙂

CALORÍAS OBJETIVO ....   EXCESO ☹

Notas del día

Clima:

Sueño

DORMÍ .... HORAS

ME DESPERTÉ .... VECES

Peso:

.... KG

Medidor de felicidad:

0 10 20 30 40 50 60 70 80 90 100

Estado de salud:

Estado de ánimo:

NOTAS ·

· ·

· ·

NOTAS ·

· ·

· ·

Cosas positivas/ logros

Cosas negativas/ pasos atrás

NOTAS ·

· ·

· ·

· ·

· ·

NOTAS ·

· ·

· ·

· ·

· ·

Notas, aprendizajes, objetivos y mejoras

Día de dieta:
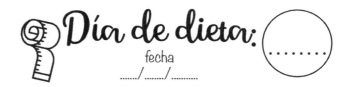

fecha
....../ ....../ ....

....

Desayuno

· ·
· ·
· ·
· ·
CALORÍAS

Merende

· ·
· ·
· ·
· ·
CALORÍAS

Almuerzo

· ·
· ·
· ·
· ·
CALORÍAS

Cena

· ·
· ·
· ·
· ·
CALORÍAS

Actividad física/entrenamiento

· ·
· ·
· ·
· ·

DURACIÓN   CALORIE CONSUMATE

¿Has bebido lo suficiente?

1 BOTELLA = 0,5 L DE AGUA (RECOMENDACIÓN DIARIA 1,5 - 2 L)

Cálculo calórico

CALORÍAS TOTALES ....   DÉFICIT ☺

CALORÍAS OBJETIVO ....   EXCESO ☹

Notas del día

Clima:

Sueño

DORMÍ .... HORAS

ME DESPERTÉ .... VECES

Peso:

.... KG

Medidor de felicidad:

0   10   20   30   40   50   60   70   80   90   100

Estado de salud:

Estado de ánimo:

NOTAS . . . .

. . . .

. . . .

NOTAS . . . .

. . . .

. . . .

Cosas positivas/ logros

Cosas negativas/ pasos atrás

NOTAS . . . .

. . . .

. . . .

. . . .

. . . .

NOTAS . . . .

. . . .

. . . .

. . . .

. . . .

Notas, aprendizajes, objetivos y mejoras

. . . .

. . . .

. . . .

. . . .

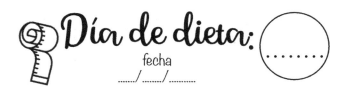

Día de dieta:

fecha

....../ ..../ ....

Desayuno

. . . .

. . . .

. . . .

. . . .

CALORÍAS

Merende

. . . .

. . . .

. . . .

. . . .

CALORÍAS

Almuerzo

. . . .

. . . .

. . . .

. . . .

CALORÍAS

Cena

. . . .

. . . .

. . . .

. . . .

CALORÍAS

Actividad física/entrenamiento

. . . .

. . . .

. . . .

. . . .

DURACIÓN   CALORIE CONSUMATE

¿Has bebido lo suficiente?

1 BOTELLA = 0,5 L DE AGUA (RECOMENDACIÓN DIARIA: 1,5 - 2 L)

Cálculo calórico

CALORÍAS TOTALES ....

CALORÍAS OBJETIVO ....

DÉFICIT ☺

EXCESO ☹

Notas del día

Clima:

Sueño

DORMÍ .... HORAS

ME DESPERTÉ .... VECES

Peso:

.... KG

Medidor de felicidad:

0   10   20   30   40   50   60   70   80   90   100

Estado de salud:

Estado de ánimo:

NOTAS ·

· ·

· ·

NOTAS ·

· ·

· ·

Cosas positivas/ logros

Cosas negativas/ pasos atrás

NOTAS ·

· ·

· ·

· ·

· ·

NOTAS ·

· ·

· ·

· ·

· ·

Notas, aprendizajes, objetivos y mejoras

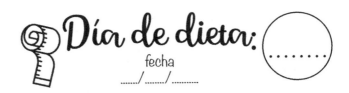

Día de dieta:

fecha
....../ ....../ ....

Desayuno

....
....
....
....
CALORÍAS

Merende

....
....
....
....
CALORÍAS

Almuerzo

....
....
....
....
CALORÍAS

Cena

....
....
....
....
CALORÍAS

Actividad física/entrenamiento

....
....
....
....
DURACIÓN   CALORIE CONSUMATE

¿Has bebido lo suficiente?

1 BOTELLA = 0,5 L DE AGUA (RECOMENDACIÓN DIARIA 1,5 - 2 L)

Cálculo calórico

CALORÍAS TOTALES ....

CALORÍAS OBJETIVO ....

DÉFICIT :)

EXCESO :(

Notas del día

Clima:

○ ○ ○ ○ ○

Sueño

DORMÍ .... HORAS

ME DESPERTÉ .... VECES

Peso:

.... KG

Medidor de felicidad:

0 10 20 30 40 50 60 70 80 90 100

Estado de salud:

○ ○ ○ ○

Estado de ánimo:

○ ○ ○ ○

NOTAS . . . .

. . . .

. . . .

NOTAS . . . .

. . . .

. . . .

Cosas positivas/ logros

NOTAS . . . .

. . . .

. . . .

. . . .

. . . .

Cosas negativas/ pasos atrás

NOTAS . . . .

. . . .

. . . .

. . . .

. . . .

Notas, aprendizajes, objetivos y mejoras

. . . .

. . . .

. . . .

. . . .

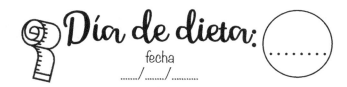

Día de dieta:

fecha
......./ ..../ ....

(...........)

Desayuno

· ·

· ·

· ·

· ·
CALORÍAS

Merende

· ·

· ·

· ·

· ·
CALORÍAS

Almuerzo

· ·

· ·

· ·

· ·
CALORÍAS

Cena

· ·

· ·

· ·

· ·
CALORÍAS

Actividad física/entrenamiento

·   ·

·   ·

·   ·

·   ·

DURACIÓN   CALORIE CONSUMATE

¿Has bebido lo suficiente?

I BOTELLA = 0,5 L DE AGUA (RECOMENDACIÓN DIARIA 1,5 - 2 L)

Cálculo calórico

CALORÍAS TOTALES ....

CALORÍAS OBJETIVO ....

DÉFICIT ☺

EXCESO ☹

Notas del día

Clima:

Sueño

DORMÍ .... HORAS

ME DESPERTÉ .... VECES

Peso:

.... KG

Medidor de felicidad:

0   10   20   30   40   50   60   70   80   90   100

Estado de salud:

Estado de ánimo:

NOTAS . . . .

. . . .

. . . .

NOTAS . . . .

. . . .

. . . .

Cosas positivas/ logros

NOTAS . . . .

. . . .

. . . .

. . . .

. . . .

Cosas negativas/ pasos atrás

NOTAS . . . .

. . . .

. . . .

. . . .

. . . .

Notas, aprendizajes, objetivos y mejoras

Día de dieta: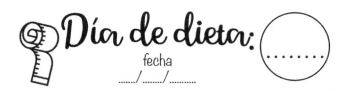

fecha
....../ ....../ ....

Desayuno

· ·
· ·
· ·
· ·

CALORÍAS

Merende

· ·
· ·
· ·
· ·

CALORÍAS

Almuerzo

· ·
· ·
· ·
· ·

CALORÍAS

Cena

· ·
· ·
· ·
· ·

CALORÍAS

Actividad física/entrenamiento

· ·
· ·
· ·
· ·

DURACIÓN   CALORIE CONSUMATE

¿Has bebido lo suficiente?

1 BOTELLA = 0,5 L DE AGUA (RECOMENDACIÓN DIARIA: 1,5 - 2 L)

Cálculo calórico

CALORÍAS TOTALES ....

CALORÍAS OBJETIVO ....

DÉFICIT ☺

EXCESO ☹

Notas del día

Clima:

Sueño

DORMÍ .... HORAS

ME DESPERTÉ .... VECES

Peso:

.... KG

Medidor de felicidad:

0   10   20   30   40   50   60   70   80   90   100

Estado de salud:

NOTAS . . . .

. . . .

. . . .

Estado de ánimo:

NOTAS . . . .

. . . .

. . . .

Cosas positivas/ logros

NOTAS . . . .

. . . .

. . . .

. . . .

. . . .

Cosas negativas/ pasos atrás

NOTAS . . . .

. . . .

. . . .

. . . .

. . . .

Notas, aprendizajes, objetivos y mejoras

. . . .

. . . .

. . . .

. . . .

Día de dieta:

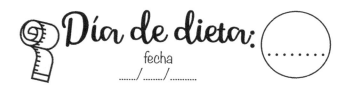

fecha
......./ ..../ ....

Desayuno

· ·

· ·

· ·

· ·
CALORÍAS

Merende

· ·

· ·

· ·

· ·
CALORÍAS

Almuerzo

· ·

· ·

· ·

· ·
CALORÍAS

Cena

· ·

· ·

· ·

· ·
CALORÍAS

Actividad física/entrenamiento

· ·

· ·

· ·

· ·
DURACIÓN   CALORIE CONSUMATE

¿Has bebido lo suficiente?

I BOTELLA = 0,5 L DE AGUA (RECOMENDACIÓN DIARIA 1,5 - 2 L)

Cálculo calórico

CALORÍAS TOTALES ....   DÉFICIT :)

CALORÍAS OBJETIVO ....   EXCESO :(

Notas del día

Clima:

Sueño

DORMÍ .... HORAS

ME DESPERTÉ .... VECES

Peso:

.... KG

Medidor de felicidad:

0   10   20   30   40   50   60   70   80   90   100

Estado de salud:

Estado de ánimo:

NOTAS . . . .

. . . .

. . . .

NOTAS . . . .

. . . .

. . . .

Cosas positivas/ logros

Cosas negativas/ pasos atrás

NOTAS . . . .

. . . .

. . . .

. . . .

. . . .

NOTAS . . . .

. . . .

. . . .

. . . .

. . . .

Notas, aprendizajes, objetivos y mejoras

. . . .

. . . .

. . . .

. . . .

Día de dieta: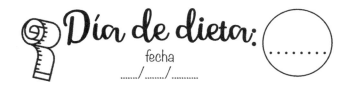

fecha
......../ ..../ ....

Desayuno

· ·

· ·

· ·

· ·
CALORÍAS

Merende

· ·

· ·

· ·

· ·
CALORÍAS

Almuerzo

· ·

· ·

· ·

· ·
CALORÍAS

Cena

· ·

· ·

· ·

· ·
CALORÍAS

Actividad física/entrenamiento

· ·

· ·

· ·

· ·
DURACIÓN   CALORIE CONSUMATE

¿Has bebido lo suficiente?

1 BOTELLA = 0,5 L DE AGUA (RECOMENDACIÓN DIARIA: 1,5 - 2 L)

Cálculo calórico

CALORÍAS TOTALES ....   DÉFICIT ☺

CALORÍAS OBJETIVO ....   EXCESO ☹

Notas del día

Clima:

○   ○   ○   ○   ○

Sueño

DORMÍ . . . . HORAS
ME DESPERTÉ . . . . VECES

Peso:

. . . . KG

Medidor de felicidad:

0   10   20   30   40   50   60   70   80   90   100

Estado de salud:

○   ○   ○   ○

NOTAS . . . .

. . . .

. . . .

Estado de ánimo:

○   ○   ○   ○

NOTAS . . . .

. . . .

. . . .

Cosas positivas/ logros

NOTAS . . . .

. . . .

. . . .

. . . .

. . . .

Cosas negativas/ pasos atrás

NOTAS . . . .

. . . .

. . . .

. . . .

. . . .

Notas, aprendizajes, objetivos y mejoras

. . . .

. . . .

. . . .

. . . .

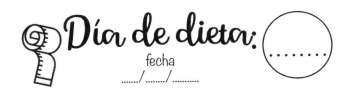

Día de dieta:

fecha
....../ ....../ ....

Desayuno

· ·
· ·
· ·
· ·

CALORÍAS

Merende

· ·
· ·
· ·
· ·

CALORÍAS

Almuerzo

· ·
· ·
· ·
· ·

CALORÍAS

Cena

· ·
· ·
· ·
· ·

CALORÍAS

Actividad física/entrenamiento

· ·
· ·
· ·
· ·

DURACIÓN   CALORIE CONSUMATE

¡Has bebido lo suficiente?

1 BOTELLA = 0,5 L DE AGUA (RECOMENDACIÓN DIARIA 1,5 - 2 L)

Cálculo calórico

CALORÍAS TOTALES . . . .

CALORÍAS OBJETIVO . . . .

DÉFICIT 😊

EXCESO ☹

Notas del día

Clima:

○   ○   ○   ○   ○

Sueño

DORMÍ .... HORAS

ME DESPERTÉ .... VECES

Peso:

.... KG

Medidor de felicidad:

0   10   20   30   40   50   60   70   80   90   100

Estado de salud:

○   ○   ○   ○

NOTAS ....

....

....

Estado de ánimo:

○   ○   ○   ○

NOTAS ....

....

....

Cosas positivas/ logros

NOTAS ....

....

....

....

....

Cosas negativas/ pasos atrás

NOTAS ....

....

....

....

....

Notas, aprendizajes, objetivos y mejoras

....

....

....

....

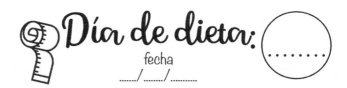

Día de dieta:

fecha
.... / .... / ....

Desayuno

· ·
· ·
· ·
· CALORÍAS

Merende

· ·
· ·
· ·
· CALORÍAS

Almuerzo

· ·
· ·
· ·
· CALORÍAS

Cena

· ·
· ·
· ·
· CALORÍAS

Actividad física/entrenamiento

· ·
· ·
· ·
· ·
DURACIÓN · · · · · · · · · CALORIE CONSUMATE

¿Has bebido lo suficiente?

1 BOTELLA = 0,5 L DE AGUA (RECOMENDACIÓN DIARIA 1,5 - 2 L)

Cálculo calórico

CALORÍAS TOTALES ....

CALORÍAS OBJETIVO ....

DÉFICIT 😊

EXCESO 🙁

Notas del día

Clima:

○   ○   ○   ○   ○

Sueño

DORMÍ . . . . HORAS

ME DESPERTÉ . . . . VECES

Peso:

. . . . KG

Medidor de felicidad:

0   10   20   30   40   50   60   70   80   90   100

Estado de salud:

○   ○   ○   ○

NOTAS . . . .

. . . .

. . . .

Estado de ánimo:

○   ○   ○   ○

NOTAS . . . .

. . . .

. . . .

Cosas positivas/ logros

NOTAS . . . .

. . . .

. . . .

. . . .

. . . .

Cosas negativas/ pasos atrás

NOTAS . . . .

. . . .

. . . .

. . . .

. . . .

Notas, aprendizajes, objetivos y mejoras

. . . .

. . . .

. . . .

. . . .

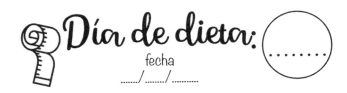

Día de dieta:
fecha
....../ ....../ ....

Desayuno

· · · · · · · · · · · · · · · · · ·
· · · · · · · · · · · · · · · · · ·
· · · · · · · · · · · · · · · · · ·
· · · · · · · · · · · · · · · · · ·
CALORÍAS

Merende

· · · · · · · · · · · · · · · · · ·
· · · · · · · · · · · · · · · · · ·
· · · · · · · · · · · · · · · · · ·
· · · · · · · · · · · · · · · · · ·
CALORÍAS

Almuerzo

· · · · · · · · · · · · · · · · · ·
· · · · · · · · · · · · · · · · · ·
· · · · · · · · · · · · · · · · · ·
· · · · · · · · · · · · · · · · · ·
CALORÍAS

Cena

· · · · · · · · · · · · · · · · · ·
· · · · · · · · · · · · · · · · · ·
· · · · · · · · · · · · · · · · · ·
· · · · · · · · · · · · · · · · · ·
CALORÍAS

Actividad física/entrenamiento

· · · · · · · · · · · · · · · ·   · · · · · · · · ·   · · · · · · · · · ·
· · · · · · · · · · · · · · · ·   · · · · · · · · ·   · · · · · · · · · ·
· · · · · · · · · · · · · · · ·   · · · · · · · · ·   · · · · · · · · · ·
· · · · · · · · · · · · · · · ·   · · · · · · · · ·   · · · · · · · · · ·
                                     DURACIÓN   CALORIE CONSUMATE

¿Has bebido lo suficiente?

1 BOTELLA = 0,5 L DE AGUA (RECOMENDACIÓN DIARIA 1,5 - 2 L)

Cálculo calórico

CALORÍAS TOTALES ················

CALORÍAS OBJETIVO ················

DÉFICIT 🙂

EXCESO 🙁

Notas del día

Clima:

○   ○   ○   ○   ○

Sueño

DORMÍ .... HORAS

ME DESPERTÉ .... VECES

Peso:

.... KG

Medidor de felicidad:

0   10   20   30   40   50   60   70   80   90   100

Estado de salud:

○   ○   ○   ○

NOTAS . . . .

. . . .

. . . .

Estado de ánimo:

○   ○   ○   ○

NOTAS . . . .

. . . .

. . . .

Cosas positivas/ logros

NOTAS . . . .

. . . .

. . . .

. . . .

. . . .

Cosas negativas/ pasos atrás

NOTAS . . . .

. . . .

. . . .

. . . .

. . . .

Notas, aprendizajes, objetivos y mejoras

. . . .

. . . .

. . . .

. . . .

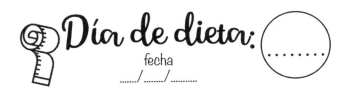

Día de dieta:

fecha
......./ ..../ ....

Desayuno

. . . .
. . . .
. . . .
. . . . CALORÍAS

Merende

. . . .
. . . .
. . . .
. . . . CALORÍAS

Almuerzo

. . . .
. . . .
. . . .
. . . . CALORÍAS

Cena

. . . .
. . . .
. . . .
. . . . CALORÍAS

Actividad física/entrenamiento

. . . .
. . . .
. . . .
. . . .
                                            DURACIÓN   CALORIE CONSUMATE

¡Has bebido lo suficiente?

I BOTELLA = 0,5 L DE AGUA (RECOMENDACIÓN DIARIA 1,5 - 2 L)

Cálculo calórico

CALORÍAS TOTALES . . . .

CALORÍAS OBJETIVO . . . .

DÉFICIT :)

EXCESO :(

Notas del día

Clima:

○   ○   ○   ○   ○

Sueño

DORMÍ .... HORAS

ME DESPERTÉ .... VECES

Peso:

.... KG

Medidor de felicidad:

0   10   20   30   40   50   60   70   80   90   100

Estado de salud:

○   ○   ○   ○

NOTAS ....
....
....

Estado de ánimo:

○   ○   ○   ○

NOTAS ....
....
....

Cosas positivas/ logros

NOTAS ....
....
....
....
....

Cosas negativas/ pasos atrás

NOTAS ....
....
....
....
....

Notas, aprendizajes, objetivos y mejoras

....
....
....
....

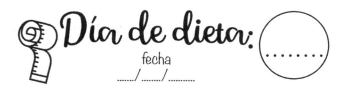

Día de dieta:

fecha
....../ ....../ ....

Desayuno

· ·
· ·
· ·
· ·
CALORÍAS

Merende

· ·
· ·
· ·
· ·
CALORÍAS

Almuerzo

· ·
· ·
· ·
· ·
CALORÍAS

Cena

· ·
· ·
· ·
· ·
CALORÍAS

Actividad física/entrenamiento

· ·
· ·
· ·
· ·
DURACIÓN   CALORIE CONSUMATE

¿Has bebido lo suficiente?

1 BOTELLA = 0,5 L DE AGUA (RECOMENDACIÓN DIARIA 1,5 - 2 L)

Cálculo calórico

CALORÍAS TOTALES ....   DÉFICIT :)

CALORÍAS OBJETIVO ....   EXCESO :(

Notas del día

Clima:

Sueño

DORMÍ .... HORAS

ME DESPERTÉ .... VECES

Peso:

.... KG

Medidor de felicidad:

0   10   20   30   40   50   60   70   80   90   100

Estado de salud:

NOTAS . . . .

. . . .

. . . .

Estado de ánimo:

NOTAS . . . .

. . . .

. . . .

Cosas positivas/ logros

NOTAS . . . .

. . . .

. . . .

. . . .

. . . .

Cosas negativas/ pasos atrás

NOTAS . . . .

. . . .

. . . .

. . . .

. . . .

Notas, aprendizajes, objetivos y mejoras

. . . .

. . . .

. . . .

. . . .

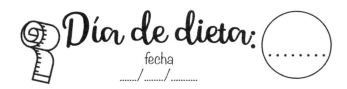

Día de dieta:
fecha
.... / .... / ....

Desayuno
· ·
· ·
· ·
· ·
CALORÍAS

Merende
· ·
· ·
· ·
· ·
CALORÍAS

Almuerzo
· ·
· ·
· ·
· ·
CALORÍAS

Cena
· ·
· ·
· ·
· ·
CALORÍAS

Actividad física/entrenamiento
·   ·
·   ·
·   ·
·   ·

DURACIÓN   CALORIE CONSUMATE

¿Has bebido lo suficiente?
1 BOTELLA = 0,5 L DE AGUA (RECOMENDACIÓN DIARIA 1,5 - 2 L)

Cálculo calórico

CALORÍAS TOTALES ....   DÉFICIT ☺

CALORÍAS OBJETIVO ....   EXCESO ☹

Notas del día

Clima:

Sueño

DORMÍ .... HORAS

ME DESPERTÉ .... VECES

Peso:

.... KG

Medidor de felicidad:

0   10   20   30   40   50   60   70   80   90   100

Estado de salud:

Estado de ánimo:

NOTAS ·

· ·

· ·

NOTAS ·

· ·

· ·

Cosas positivas/ logros

Cosas negativas/ pasos atrás

NOTAS ·

· ·

· ·

· ·

· ·

NOTAS ·

· ·

· ·

· ·

· ·

Notas, aprendizajes, objetivos y mejoras

· ·

· ·

· ·

· ·

Día de dieta:

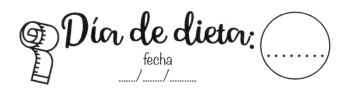

fecha
....../ ....../ ....

Desayuno

· ·
· ·
· ·
· ·

CALORÍAS

Merende

· ·
· ·
· ·
· ·

CALORÍAS

Almuerzo

· ·
· ·
· ·
· ·

CALORÍAS

Cena

· ·
· ·
· ·
· ·

CALORÍAS

Actividad física/entrenamiento

· ·
· ·
· ·
· ·

DURACIÓN   CALORIE CONSUMATE

¿Has bebido lo suficiente?

1 BOTELLA = 0,5 L DE AGUA (RECOMENDACIÓN DIARIA: 1,5 - 2 L)

Cálculo calórico

CALORÍAS TOTALES ....

CALORÍAS OBJETIVO ....

DÉFICIT ☺

EXCESO ☹

Notas del día

Clima:

○ ○ ○ ○ ○

Sueño

DORMÍ .... HORAS

ME DESPERTÉ .... VECES

Peso:

.... KG

Medidor de felicidad:

0   10   20   30   40   50   60   70   80   90   100

Estado de salud:

○ ○ ○ ○

NOTAS ·

· ·

· ·

Estado de ánimo:

○ ○ ○ ○

NOTAS ·

· ·

· ·

Cosas positivas/ logros

NOTAS ·

· ·

· ·

· ·

· ·

Cosas negativas/ pasos atrás

NOTAS ·

· ·

· ·

· ·

· ·

Notas, aprendizajes, objetivos y mejoras

· ·

· ·

· ·

· ·

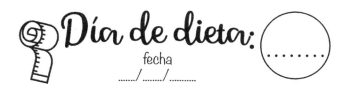

Día de dieta:

fecha
......./ ..../ ....

Desayuno

· ·
· ·
· ·
· ·
CALORÍAS

Merende

· ·
· ·
· ·
· ·
CALORÍAS

Almuerzo

· ·
· ·
· ·
· ·
CALORÍAS

Cena

· ·
· ·
· ·
· ·
CALORÍAS

Actividad física/entrenamiento

· ·
· ·
· ·
· ·
DURACIÓN   CALORIE CONSUMATE

¿Has bebido lo suficiente?

1 BOTELLA = 0,5 L DE AGUA (RECOMENDACIÓN DIARIA: 1,5 - 2 L)

Cálculo calórico

CALORÍAS TOTALES ....   DÉFICIT ☺

CALORÍAS OBJETIVO ....   EXCESO ☹

Notas del día

Clima:

Sueño

DORMÍ .... HORAS
ME DESPERTÉ .... VECES

Peso:

.... KG

Medidor de felicidad:

0   10   20   30   40   50   60   70   80   90   100

Estado de salud:

Estado de ánimo:

NOTAS ....

· ·

· ·

NOTAS ....

· ·

· ·

Cosas positivas/ logros

Cosas negativas/ pasos atrás

NOTAS ·

· ·

· ·

· ·

· ·

NOTAS ·

· ·

· ·

· ·

· ·

Notas, aprendizajes, objetivos y mejoras

....

....

....

....

Día de dieta: (..........)

fecha
......./ ..../ ....

Desayuno

. . . .
. . . .
. . . .
. . . .
CALORÍAS

Merende

. . . .
. . . .
. . . .
. . . .
CALORÍAS

Almuerzo

. . . .
. . . .
. . . .
. . . .
CALORÍAS

Cena

. . . .
. . . .
. . . .
. . . .
CALORÍAS

Actividad física/entrenamiento

. . . .
. . . .
. . . .
. . . .
DURACIÓN   CALORIE CONSUMATE

¿Has bebido lo suficiente?

1 BOTELLA = 0,5 L DE AGUA (RECOMENDACIÓN DIARIA: 1,5 - 2 L)

Cálculo calórico

CALORÍAS TOTALES ....

CALORÍAS OBJETIVO ....

DÉFICIT ☺

EXCESO ☹

Notas del día

Clima:

○   ○   ○   ○   ○

Sueño

DORMÍ .... HORAS

ME DESPERTÉ .... VECES

Peso:

.... KG

Medidor de felicidad:

0   10   20   30   40   50   60   70   80   90   100

Estado de salud:

○   ○   ○   ○

NOTAS ....

....

....

Estado de ánimo:

○   ○   ○   ○

NOTAS ....

....

....

Cosas positivas/ logros

NOTAS ....

....

....

....

....

Cosas negativas/ pasos atrás

NOTAS ....

....

....

....

....

Notas, aprendizajes, objetivos y mejoras

....

....

....

....

SLOW
progress
IS
BETTER
than no
PROGRESS

Progreso

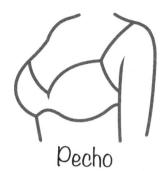

Pecho

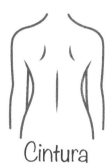

Cintura

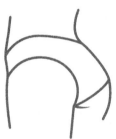

Trasero

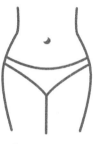

Caderas

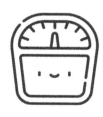

Peso

IMC

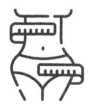

Porcentaje de
grasa corporal

Día de dieta:

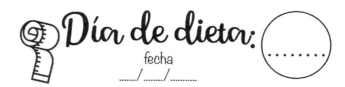

fecha
......./ ..../ ....

Desayuno

· ·

· ·

· ·

· ·
CALORÍAS

Merende

· ·

· ·

· ·

· ·
CALORÍAS

Almuerzo

· ·

· ·

· ·

· ·
CALORÍAS

Cena

· ·

· ·

· ·

· ·
CALORÍAS

Actividad física/entrenamiento

· ·

· ·

· ·

· ·
DURACIÓN   CALORIE CONSUMATE

¡Has bebido lo suficiente?

1 BOTELLA = 0,5 L DE AGUA (RECOMENDACIÓN DIARIA 1,5 - 2 L)

Cálculo calórico

CALORÍAS TOTALES ....   DÉFICIT ☺

CALORÍAS OBJETIVO ....   EXCESO ☹

Notas del día

Clima:

○   ○   ○   ○   ○

Sueño

DORMÍ . . . . HORAS
ME DESPERTÉ . . . . VECES

Peso:

. . . . KG

Medidor de felicidad:

0   10   20   30   40   50   60   70   80   90   100

Estado de salud:

○   ○   ○   ○

NOTAS . . . .

. . . .

. . . .

Estado de ánimo:

○   ○   ○   ○

NOTAS . . . .

. . . .

. . . .

Cosas positivas/ logros

NOTAS . . . .

. . . .

. . . .

. . . .

. . . .

Cosas negativas/ pasos atrás

NOTAS . . . .

. . . .

. . . .

. . . .

. . . .

Notas, aprendizajes, objetivos y mejoras

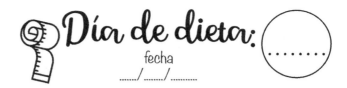

Día de dieta:
fecha
....../ ....../ ....

Desayuno
. . . .
. . . .
. . . .
. . . .
CALORÍAS

Merende
. . . .
. . . .
. . . .
. . . .
CALORÍAS

Almuerzo
. . . .
. . . .
. . . .
. . . .
CALORÍAS

Cena
. . . .
. . . .
. . . .
. . . .
CALORÍAS

Actividad física/entrenamiento
. . . .
. . . .
. . . .
. . . .
DURACIÓN   CALORIE CONSUMATE

¿Has bebido lo suficiente?
1 BOTELLA = 0,5 L DE AGUA (RECOMENDACIÓN DIARIA: 1,5 - 2 L)

Cálculo calórico

CALORÍAS TOTALES ....

CALORÍAS OBJETIVO ....

DÉFICIT ☺

EXCESO ☹

Notas del día

Clima:

○   ○   ○   ○   ○

Sueño

DORMÍ . . . . HORAS

ME DESPERTÉ . . . . VECES

Peso:

. . . . KG

Medidor de felicidad:

0   10   20   30   40   50   60   70   80   90   100

Estado de salud:

○   ○   ○   ○

Estado de ánimo:

○   ○   ○   ○

NOTAS . . . .

. . . .

. . . .

NOTAS . . . .

. . . .

. . . .

Cosas positivas/ logros

Cosas negativas/ pasos atrás

NOTAS . . . .

. . . .

. . . .

. . . .

NOTAS . . . .

. . . .

. . . .

. . . .

Notas, aprendizajes, objetivos y mejoras

. . . .

. . . .

. . . .

. . . .

Día de dieta:
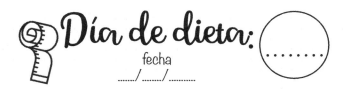

fecha
...../ ....../ ....

Desayuno

· · · · · · · · · · · · · · · · · · · ·
· · · · · · · · · · · · · · · · · · · ·
· · · · · · · · · · · · · · · · · · · ·
· · · · · · · · · · · · · · · · · · · ·

CALORÍAS

Merende

· · · · · · · · · · · · · · · · · · · ·
· · · · · · · · · · · · · · · · · · · ·
· · · · · · · · · · · · · · · · · · · ·
· · · · · · · · · · · · · · · · · · · ·

CALORÍAS

Almuerzo

· · · · · · · · · · · · · · · · · · · ·
· · · · · · · · · · · · · · · · · · · ·
· · · · · · · · · · · · · · · · · · · ·
· · · · · · · · · · · · · · · · · · · ·

CALORÍAS

Cena

· · · · · · · · · · · · · · · · · · · ·
· · · · · · · · · · · · · · · · · · · ·
· · · · · · · · · · · · · · · · · · · ·
· · · · · · · · · · · · · · · · · · · ·

CALORÍAS

Actividad física/entrenamiento

· ·
· ·
· ·
· ·

DURACIÓN   CALORIE CONSUMATE

¿Has bebido lo suficiente?

1 BOTELLA = 0,5 L DE AGUA (RECOMENDACIÓN DIARIA: 1,5 - 2 L)

Cálculo calórico

CALORÍAS TOTALES ....   DÉFICIT ☺

CALORÍAS OBJETIVO ....   EXCESO ☹

Notas del día

Clima:

○   ○   ○   ○   ○

Sueño

DORMÍ .... HORAS

ME DESPERTÉ .... VECES

Peso:

.... KG

Medidor de felicidad:

0   10   20   30   40   50   60   70   80   90   100

Estado de salud:

○   ○   ○   ○

NOTAS ·

· ·

· ·

Estado de ánimo:

○   ○   ○   ○

NOTAS ·

· ·

· ·

Cosas positivas/ logros

NOTAS ·

· ·

· ·

· ·

· ·

Cosas negativas/ pasos atrás

NOTAS ·

· ·

· ·

· ·

· ·

Notas, aprendizajes, objetivos y mejoras

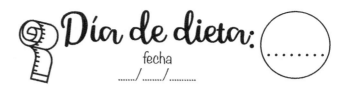

Día de dieta:
fecha
....../ ....../ ....

Desayuno

· ·

· ·

· ·

· ·

CALORÍAS

Merende

· ·

· ·

· ·

· ·

CALORÍAS

Almuerzo

· ·

· ·

· ·

· ·

CALORÍAS

Cena

· ·

· ·

· ·

· ·

CALORÍAS

Actividad física/entrenamiento

· ·

· ·

· ·

· ·

DURACIÓN   CALORIE CONSUMATE

¿Has bebido lo suficiente?

I BOTELLA = 0,5 L DE AGUA (RECOMENDACIÓN DIARIA I,5 - 2 L)

Cálculo calórico

CALORÍAS TOTALES ....

CALORÍAS OBJETIVO ....

DÉFICIT ☺

EXCESO ☹

Notas del día

Clima:

Sueño

DORMÍ .... HORAS

ME DESPERTÉ .... VECES

Peso:

.... KG

Medidor de felicidad:

0   10   20   30   40   50   60   70   80   90   100

Estado de salud:

Estado de ánimo:

NOTAS ....

....

....

NOTAS ....

....

....

Cosas positivas/ logros

NOTAS ....

....

....

....

....

Cosas negativas/ pasos atrás

NOTAS ....

....

....

....

....

Notas, aprendizajes, objetivos y mejoras

....

....

....

....

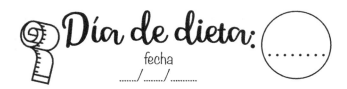

Día de dieta:
fecha
....../ ..../ ....

Desayuno
....
....
....
....
CALORÍAS

Merende
....
....
....
....
CALORÍAS

Almuerzo
....
....
....
....
CALORÍAS

Cena
....
....
....
....
CALORÍAS

Actividad física/entrenamiento
....
....
....
....
DURACIÓN   CALORIE CONSUMATE

¡Has bebido lo suficiente?
1 BOTELLA = 0,5 L DE AGUA (RECOMENDACIÓN DIARIA 1,5 - 2 L)

Cálculo calórico
CALORÍAS TOTALES ....   DÉFICIT ☺

CALORÍAS OBJETIVO ....   EXCESO ☹

Notas del día

Clima:

Sueño

DORMÍ .... HORAS

ME DESPERTÉ .... VECES

Peso:

.... KG

Medidor de felicidad:

0 10 20 30 40 50 60 70 80 90 100

Estado de salud:

Estado de ánimo:

NOTAS ....

....

....

NOTAS ....

....

....

Cosas positivas/ logros

Cosas negativas/ pasos atrás

NOTAS ....

....

....

....

NOTAS ....

....

....

....

Notas, aprendizajes, objetivos y mejoras

....

....

....

....

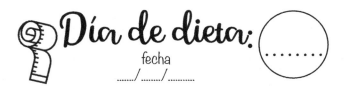

Día de dieta:

fecha
....../ ....../ ....

Desayuno

. . . .
. . . .
. . . .
. . . .

CALORÍAS

Merende

. . . .
. . . .
. . . .
. . . .

CALORÍAS

Almuerzo

. . . .
. . . .
. . . .
. . . .

CALORÍAS

Cena

. . . .
. . . .
. . . .
. . . .

CALORÍAS

Actividad física/entrenamiento

. . . .
. . . .
. . . .
. . . .

DURACIÓN   CALORIE CONSUMATE

¿Has bebido lo suficiente?

1 BOTELLA = 0,5 L DE AGUA (RECOMENDACIÓN DIARIA 1,5 - 2 L)

Cálculo calórico

CALORÍAS TOTALES . . . .

CALORÍAS OBJETIVO . . . .

DÉFICIT ☺

EXCESO ☹

Notas del día

Clima:

○ ○ ○ ○ ○

Sueño

DORMÍ .... HORAS

ME DESPERTÉ .... VECES

Peso:

.... KG

Medidor de felicidad:

0   10   20   30   40   50   60   70   80   90   100

Estado de salud:

○ ○ ○ ○

NOTAS . . . .

. . . .

. . . .

Estado de ánimo:

○ ○ ○ ○

NOTAS . . . .

. . . .

. . . .

Cosas positivas/ logros

NOTAS . . . .

. . . .

. . . .

. . . .

. . . .

Cosas negativas/ pasos atrás

NOTAS . . . .

. . . .

. . . .

. . . .

. . . .

Notas, aprendizajes, objetivos y mejoras

. . . .

. . . .

. . . .

. . . .

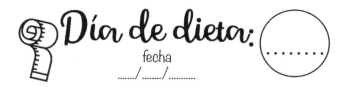

Día de dieta:

fecha
......./ ..../ ....

Desayuno

· ·

· ·

· ·

· ·

CALORÍAS

Merende

· ·

· ·

· ·

· ·

CALORÍAS

Almuerzo

· ·

· ·

· ·

· ·

CALORÍAS

Cena

· ·

· ·

· ·

· ·

CALORÍAS

Actividad física/entrenamiento

· ·

· ·

· ·

· ·

DURACIÓN   CALORIE CONSUMATE

¿Has bebido lo suficiente?

1 BOTELLA = 0,5 L DE AGUA (RECOMENDACIÓN DIARIA, 1,5 - 2 L)

Cálculo calórico

CALORÍAS TOTALES ....

CALORÍAS OBJETIVO ....

DÉFICIT 😊

EXCESO ☹

Notas del día

Clima:

Sueño

DORMÍ .... HORAS

ME DESPERTÉ .... VECES

Peso:

.... KG

Medidor de felicidad:

0 10 20 30 40 50 60 70 80 90 100

Estado de salud:

NOTAS . . . .

. . . .

. . . .

Estado de ánimo:

NOTAS . . . .

. . . .

. . . .

Cosas positivas/ logros

NOTAS . . . .

. . . .

. . . .

. . . .

. . . .

Cosas negativas/ pasos atrás

NOTAS . . . .

. . . .

. . . .

. . . .

. . . .

Notas, aprendizajes, objetivos y mejoras

....

....

....

....

Día de dieta:
fecha
......./......./...........

Desayuno
....
....
....
....
CALORÍAS

Merende
....
....
....
....
CALORÍAS

Almuerzo
....
....
....
....
CALORÍAS

Cena
....
....
....
....
CALORÍAS

Actividad física/entrenamiento
....
....
....
....

....
....
....
....
DURACIÓN

....
....
....
....
CALORIE CONSUMATE

¿Has bebido lo suficiente?
1 BOTELLA = 0,5 L DE AGUA (RECOMENDACIÓN DIARIA 1,5 - 2 L)

Cálculo calórico
CALORÍAS TOTALES ....

CALORÍAS OBJETIVO ....

DÉFICIT ☺

EXCESO ☹

Notas del día

Clima:

○ ○ ○ ○ ○

Sueño

DORMÍ .... HORAS

ME DESPERTÉ .... VECES

Peso:

.... KG

Medidor de felicidad:

0 10 20 30 40 50 60 70 80 90 100

Estado de salud:

○ ○ ○ ○

NOTAS . . . .

. . . .

. . . .

Estado de ánimo:

○ ○ ○ ○

NOTAS . . . .

. . . .

. . . .

Cosas positivas/ logros

NOTAS . . . .

. . . .

. . . .

. . . .

. . . .

Cosas negativas/ pasos atrás

NOTAS . . . .

. . . .

. . . .

. . . .

. . . .

Notas, aprendizajes, objetivos y mejoras

. . . .

. . . .

. . . .

. . . .

Día de dieta: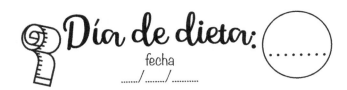

fecha ...../ ...../ ....

Desayuno

· · · · · · · · · · · · · · · · · · · ·
· · · · · · · · · · · · · · · · · · · ·
· · · · · · · · · · · · · · · · · · · ·
· CALORÍAS

Merende

· · · · · · · · · · · · · · · · · · · ·
· · · · · · · · · · · · · · · · · · · ·
· · · · · · · · · · · · · · · · · · · ·
· CALORÍAS

Almuerzo

· · · · · · · · · · · · · · · · · · · ·
· · · · · · · · · · · · · · · · · · · ·
· · · · · · · · · · · · · · · · · · · ·
· CALORÍAS

Cena

· · · · · · · · · · · · · · · · · · · ·
· · · · · · · · · · · · · · · · · · · ·
· · · · · · · · · · · · · · · · · · · ·
· CALORÍAS

Actividad física/entrenamiento

·   · · · · · · · · · · · · · · · · ·   · · · · · · · · · · · · · · ·
·   · · · · · · · · · · · · · · · · ·   · · · · · · · · · · · · · · ·
·   · · · · · · · · · · · · · · · · ·   · · · · · · · · · · · · · · ·
·   · · · · · · · · · · · · · · · · ·   · · · · · · · · · · · · · · ·

DURACIÓN   CALORIE CONSUMATE

¿Has bebido lo suficiente?

1 BOTELLA = 0,5 L DE AGUA (RECOMENDACIÓN DIARIA 1,5 - 2 L)

Cálculo calórico

CALORÍAS TOTALES · · · · · · · · · · · · · · ·   DÉFICIT 🙂

CALORÍAS OBJETIVO · · · · · · · · · · · · · · ·   EXCESO 🙁

Notas del día

Clima:

○   ○   ○

Sueño

DORMÍ .... HORAS

ME DESPERTÉ .... VECES

Peso:

.... KG

Medidor de felicidad:

0   10   20   30   40   50   60   70   80   90   100

Estado de salud:

○   ○   ○   ○

NOTAS . . . .

. . . .

. . . .

Estado de ánimo:

○   ○   ○   ○

NOTAS . . . .

. . . .

. . . .

Cosas positivas/ logros

NOTAS . . . .

. . . .

. . . .

. . . .

. . . .

Cosas negativas/ pasos atrás

NOTAS . . . .

. . . .

. . . .

. . . .

. . . .

Notas, aprendizajes, objetivos y mejoras

. . . .

. . . .

. . . .

. . . .

Día de dieta: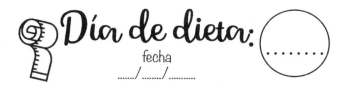

fecha
....../ ....../ ....

Desayuno

· ·

· ·

· ·

· ·
CALORÍAS

Merende

· ·

· ·

· ·

· ·
CALORÍAS

Almuerzo

· ·

· ·

· ·

· ·
CALORÍAS

Cena

· ·

· ·

· ·

· ·
CALORÍAS

Actividad física/entrenamiento

· ·

· ·

· ·

· ·

DURACIÓN   CALORIE CONSUMATE

¿Has bebido lo suficiente?

1 BOTELLA = 0,5 L DE AGUA (RECOMENDACIÓN DIARIA 1,5 - 2 L)

Cálculo calórico

CALORÍAS TOTALES ....

CALORÍAS OBJETIVO ....

DÉFICIT 🙂

EXCESO ☹

Notas del día

Clima:

○   ○   ○   ○   ○

Sueño

DORMÍ .... HORAS

ME DESPERTÉ .... VECES

Peso:

.... KG

Medidor de felicidad:

0   10   20   30   40   50   60   70   80   90   100

Estado de salud:

○   ○   ○   ○

NOTAS . . . .

. . . .

. . . .

Estado de ánimo:

○   ○   ○   ○

NOTAS . . . .

. . . .

. . . .

Cosas positivas/ logros

NOTAS . . . .

. . . .

. . . .

. . . .

. . . .

Cosas negativas/ pasos atrás

NOTAS . . . .

. . . .

. . . .

. . . .

. . . .

Notas, aprendizajes, objetivos y mejoras

. . . .

. . . .

. . . .

. . . .

Día de dieta:
fecha
....../ ....../ ....

Desayuno
· · · · · · · · · · · · · · · · · ·
· · · · · · · · · · · · · · · · · ·
· · · · · · · · · · · · · · · · · ·
· · · · · · · · · · · · · · · · · ·
CALORÍAS

Merende
· · · · · · · · · · · · · · · · · ·
· · · · · · · · · · · · · · · · · ·
· · · · · · · · · · · · · · · · · ·
· · · · · · · · · · · · · · · · · ·
CALORÍAS

Almuerzo
· · · · · · · · · · · · · · · · · ·
· · · · · · · · · · · · · · · · · ·
· · · · · · · · · · · · · · · · · ·
· · · · · · · · · · · · · · · · · ·
CALORÍAS

Cena
· · · · · · · · · · · · · · · · · ·
· · · · · · · · · · · · · · · · · ·
· · · · · · · · · · · · · · · · · ·
· · · · · · · · · · · · · · · · · ·
CALORÍAS

Actividad física/entrenamiento
· ·
· ·
· ·
· ·
DURACIÓN   CALORIE CONSUMATE

¿Has bebido lo suficiente?
1 BOTELLA = 0,5 L DE AGUA (RECOMENDACIÓN DIARIA 1,5 - 2 L)

Cálculo calórico
CALORÍAS TOTALES ....

CALORÍAS OBJETIVO ....

DÉFICIT ☺

EXCESO ☹

Notas del día

Clima:

Sueño

DORMÍ .... HORAS

ME DESPERTÉ .... VECES

Peso:

.... KG

Medidor de felicidad:

0   10   20   30   40   50   60   70   80   90   100

Estado de salud:

Estado de ánimo:

NOTAS ....

....

....

NOTAS ....

....

....

Cosas positivas/ logros

Cosas negativas/ pasos atrás

NOTAS ....

....

....

....

....

NOTAS ....

....

....

....

....

Notas, aprendizajes, objetivos y mejoras

....

....

....

....

....

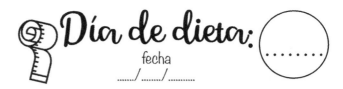

Día de dieta:

fecha
....../ ....../ ....

Desayuno

. . . .
. . . .
. . . .
. . . .
CALORÍAS

Merende

. . . .
. . . .
. . . .
. . . .
CALORÍAS

Almuerzo

. . . .
. . . .
. . . .
. . . .
CALORÍAS

Cena

. . . .
. . . .
. . . .
. . . .
CALORÍAS

Actividad física/entrenamiento

. . . .
. . . .
. . . .
. . . .
DURACIÓN   CALORIE CONSUMATE

¿Has bebido lo suficiente?

I BOTELLA = 0,5 L DE AGUA (RECOMENDACIÓN DIARIA 1,5 - 2 L)

Cálculo calórico

CALORÍAS TOTALES . . . .   DÉFICIT ☺

CALORÍAS OBJETIVO . . . .   EXCESO ☹

Notas del día

Clima:

○ ○ ○ ○ ○

Sueño

DORMÍ .... HORAS

ME DESPERTÉ .... VECES

Peso:

.... KG

Medidor de felicidad:

0   10   20   30   40   50   60   70   80   90   100

Estado de salud:

○ ○ ○ ○

NOTAS
. . . .
. . . .
. . . .

Estado de ánimo:

○ ○ ○ ○

NOTAS
. . . .
. . . .
. . . .

Cosas positivas/ logros

NOTAS . . . .
. . . .
. . . .
. . . .
. . . .

Cosas negativas/ pasos atrás

NOTAS . . . .
. . . .
. . . .
. . . .
. . . .

Notas, aprendizajes, objetivos y mejoras

....
....
....
....

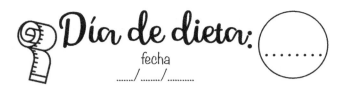

Día de dieta:

fecha
....../ ....../ ....

Desayuno

· ·
· ·
· ·
· ·
CALORÍAS

Merende

· ·
· ·
· ·
· ·
CALORÍAS

Almuerzo

· ·
· ·
· ·
· ·
CALORÍAS

Cena

· ·
· ·
· ·
· ·
CALORÍAS

Actividad física/entrenamiento

· ·
· ·
· ·
· ·

DURACIÓN   CALORIE CONSUMATE

¿Has bebido lo suficiente?

1 BOTELLA = 0,5 L DE AGUA (RECOMENDACIÓN DIARIA 1,5 - 2 L)

Cálculo calórico

CALORÍAS TOTALES ....

CALORÍAS OBJETIVO ....

DÉFICIT 🙂

EXCESO 🙁

Notas del día

Clima:

Sueño

DORMÍ .... HORAS

ME DESPERTÉ .... VECES

Peso:

.... KG

Medidor de felicidad:

0   10   20   30   40   50   60   70   80   90   100

Estado de salud:

NOTAS ....

....

....

Estado de ánimo:

NOTAS ....

....

....

Cosas positivas/ logros

NOTAS ....

....

....

....

....

Cosas negativas/ pasos atrás

NOTAS ....

....

....

....

....

Notas, aprendizajes, objetivos y mejoras

....

....

....

....

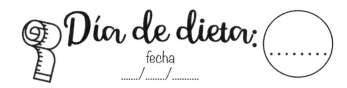

Día de dieta:

fecha
......./ ..../ ....

Desayuno

· ·
· ·
· ·
· ·
CALORÍAS

Merende

· ·
· ·
· ·
· ·
CALORÍAS

Almuerzo

· ·
· ·
· ·
· ·
CALORÍAS

Cena

· ·
· ·
· ·
· ·
CALORÍAS

Actividad física/entrenamiento

· ·
· ·
· ·
· ·
DURACIÓN   CALORIE CONSUMATE

¿Has bebido lo suficiente?

1 BOTELLA = 0,5 L DE AGUA (RECOMENDACIÓN DIARIA: 1,5 - 2 L)

Cálculo calórico

CALORÍAS TOTALES ....   DÉFICIT 😊

CALORÍAS OBJETIVO ....   EXCESO ☹

Notas del día

Clima:

Sueño

DORMÍ .... HORAS

ME DESPERTÉ .... VECES

Peso:

.... KG

Medidor de felicidad:

0   10   20   30   40   50   60   70   80   90   100

Estado de salud:

Estado de ánimo:

NOTAS . . . .

. . . .

. . . .

NOTAS . . . .

. . . .

. . . .

Cosas positivas/ logros

Cosas negativas/ pasos atrás

NOTAS . . . .

. . . .

. . . .

. . . .

NOTAS . . . .

. . . .

. . . .

. . . .

Notas, aprendizajes, objetivos y mejoras

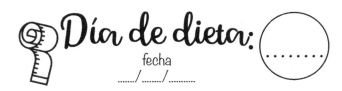

Día de dieta:

fecha
......./ ..../ ....

Desayuno

. . . .
. . . .
. . . .
. . . .

CALORÍAS

Merende

. . . .
. . . .
. . . .
. . . .

CALORÍAS

Almuerzo

. . . .
. . . .
. . . .
. . . .

CALORÍAS

Cena

. . . .
. . . .
. . . .
. . . .

CALORÍAS

Actividad física/entrenamiento

. . . .
. . . .
. . . .
. . . .

DURACIÓN   CALORIE CONSUMATE

¿Has bebido lo suficiente?

I BOTELLA = 0,5 L DE AGUA (RECOMENDACIÓN DIARIA 1,5 - 2 L)

Cálculo calórico

CALORÍAS TOTALES . . . .

CALORÍAS OBJETIVO . . . .

DÉFICIT ☺

EXCESO ☹

Notas del día

Clima:

○   ○   ○   ○   ○

Sueño

DORMÍ .... HORAS

ME DESPERTÉ .... VECES

Peso:

.... KG

Medidor de felicidad:

0   10   20   30   40   50   60   70   80   90   100

Estado de salud:

○   ○   ○   ○

NOTAS . . . .

. . . .

. . . .

Estado de ánimo:

○   ○   ○   ○

NOTAS . . . .

. . . .

. . . .

Cosas positivas/ logros

NOTAS . . . .

. . . .

. . . .

. . . .

. . . .

Cosas negativas/ pasos atrás

NOTAS . . . .

. . . .

. . . .

. . . .

. . . .

Notas, aprendizajes, objetivos y mejoras

. . . .

. . . .

. . . .

. . . .

Día de dieta:
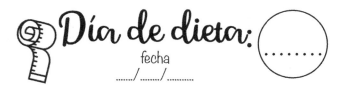

fecha
......./ ..../ ....

Desayuno

· ·
· ·
· ·
· ·
CALORÍAS

Merende

· ·
· ·
· ·
· ·
CALORÍAS

Almuerzo

· ·
· ·
· ·
· ·
CALORÍAS

Cena

· ·
· ·
· ·
· ·
CALORÍAS

Actividad física/entrenamiento

·   · · · · · · · · ·   · · · · · · · · · · · · · · ·
·   · · · · · · · · ·   · · · · · · · · · · · · · · ·
·   · · · · · · · · ·   · · · · · · · · · · · · · · ·
·   · · · · · · · · ·   · · · · · · · · · · · · · · ·
                                            DURACIÓN   CALORIE CONSUMATE

¿Has bebido lo suficiente?

1 BOTELLA = 0,5 L DE AGUA (RECOMENDACIÓN DIARIA 1,5 - 2 L)

Cálculo calórico

CALORÍAS TOTALES . . . .   DÉFICIT ☺

CALORÍAS OBJETIVO . . . .   EXCESO ☹

Notas del día

Clima:

○ ○ ○ ○ ○

Sueño

DORMÍ .... HORAS

ME DESPERTÉ .... VECES

Peso:

.... KG

Medidor de felicidad:

0 10 20 30 40 50 60 70 80 90 100

Estado de salud:

○ ○ ○ ○

Estado de ánimo:

○ ○ ○ ○

NOTAS . . . .

. . . .

. . . .

NOTAS . . . .

. . . .

. . . .

Cosas positivas/ logros

NOTAS . . . .

. . . .

. . . .

. . . .

. . . .

Cosas negativas/ pasos atrás

NOTAS . . . .

. . . .

. . . .

. . . .

. . . .

Notas, aprendizajes, objetivos y mejoras

. . . .

. . . .

. . . .

. . . .

Día de dieta: ......

fecha
....../ ....../ ....

Desayuno
. . . .
. . . .
. . . .
. . . .
CALORÍAS

Merende
. . . .
. . . .
. . . .
. . . .
CALORÍAS

Almuerzo
. . . .
. . . .
. . . .
. . . .
CALORÍAS

Cena
. . . .
. . . .
. . . .
. . . .
CALORÍAS

Actividad física/entrenamiento
. . . .
. . . .
. . . .
. . . .
DURACIÓN   CALORIE CONSUMATE

¿Has bebido lo suficiente?

I BOTELLA = 0,5 L DE AGUA (RECOMENDACIÓN DIARIA: 1,5 - 2 L)

Cálculo calórico

CALORÍAS TOTALES ....

CALORÍAS OBJETIVO ....

DÉFICIT ☺

EXCESO ☹

Notas del día

Clima:

Sueño

DORMÍ .... HORAS

ME DESPERTÉ .... VECES

Peso:

.... KG

Medidor de felicidad:

0   10   20   30   40   50   60   70   80   90   100

Estado de salud:

Estado de ánimo:

NOTAS . . . .

. . . .

. . . .

NOTAS . . . .

. . . .

. . . .

Cosas positivas/ logros

Cosas negativas/ pasos atrás

NOTAS . . . .

. . . .

. . . .

. . . .

. . . .

NOTAS . . . .

. . . .

. . . .

. . . .

. . . .

Notas, aprendizajes, objetivos y mejoras

. . . .

. . . .

. . . .

. . . .

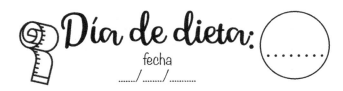

Día de dieta:

fecha
....../ ....../ ....

Desayuno

· ·

· ·

· ·

· ·
CALORÍAS

Merende

· ·

· ·

· ·

· ·
CALORÍAS

Almuerzo

· ·

· ·

· ·

· ·
CALORÍAS

Cena

· ·

· ·

· ·

· ·
CALORÍAS

Actividad física/entrenamiento

·   · · · · · · · · · · · ·

·   · · · · · · · · · · · ·

·   · · · · · · · · · · · ·

·   · · · · · · · · · · · ·
DURACIÓN   CALORIE CONSUMATE

¿Has bebido lo suficiente?

1 BOTELLA = 0,5 L DE AGUA (RECOMENDACIÓN DIARIA 1,5 - 2 L)

Cálculo calórico

CALORÍAS TOTALES ....

CALORÍAS OBJETIVO ....

DÉFICIT :)

EXCESO :(

Notas del día

Clima:

○　○　○　○　○

Sueño

DORMÍ .... HORAS

ME DESPERTÉ .... VECES

Peso:
.... KG

Medidor de felicidad:

0　10　20　30　40　50　60　70　80　90　100

Estado de salud:

○　○　○　○

NOTAS . . . .

. . . .

. . . .

Estado de ánimo:

○　○　○　○

NOTAS . . . .

. . . .

. . . .

Cosas positivas/ logros

NOTAS . . . .

. . . .

. . . .

. . . .

. . . .

Cosas negativas/ pasos atrás

NOTAS . . . .

. . . .

. . . .

. . . .

. . . .

Notas, aprendizajes, objetivos y mejoras

. . . .

. . . .

. . . .

. . . .

. . . .

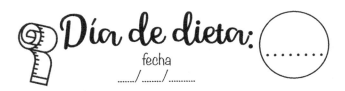

Día de dieta:

fecha

....../ ....../ ....

Desayuno

· ·

· ·

· ·

· ·
CALORÍAS

Merende

· ·

· ·

· ·

· ·
CALORÍAS

Almuerzo

· ·

· ·

· ·

· ·
CALORÍAS

Cena

· ·

· ·

· ·

· ·
CALORÍAS

Actividad física/entrenamiento

· ·

· ·

· ·

· ·
DURACIÓN   CALORIE CONSUMATE

¿Has bebido lo suficiente?

1 BOTELLA = 0,5 L DE AGUA (RECOMENDACIÓN DIARIA 1,5 - 2 L)

Cálculo calórico

CALORÍAS TOTALES ....

CALORÍAS OBJETIVO ....

DÉFICIT ☺

EXCESO ☹

Notas del día

Clima:

Sueño

DORMÍ . . . . HORAS

ME DESPERTÉ . . . . VECES

Peso:

. . . . KG

Medidor de felicidad:

0   10   20   30   40   50   60   70   80   90   100

Estado de salud:

NOTAS ·

· ·

· ·

Estado de ánimo:

NOTAS ·

· ·

· ·

Cosas positivas/ logros

NOTAS ·

· ·

· ·

· ·

· ·

Cosas negativas/ pasos atrás

NOTAS ·

· ·

· ·

· ·

· ·

Notas, aprendizajes, objetivos y mejoras

Día de dieta:

.........../fecha
......../ ..../ ....

Desayuno
....
....
....
....
CALORÍAS

Merende
....
....
....
....
CALORÍAS

Almuerzo
....
....
....
....
CALORÍAS

Cena
....
....
....
....
CALORÍAS

Actividad física/entrenamiento
....
....
....
....
DURACIÓN   CALORIE CONSUMATE

¿Has bebido lo suficiente?
1 BOTELLA = 0,5 L DE AGUA (RECOMENDACIÓN DIARIA 1,5 - 2 L)

Cálculo calórico

CALORÍAS TOTALES ....

CALORÍAS OBJETIVO ....

DÉFICIT ☺

EXCESO ☹

Notas del día

Clima:

Sueño

DORMÍ .... HORAS

ME DESPERTÉ .... VECES

Peso:

.... KG

Medidor de felicidad:

0   10   20   30   40   50   60   70   80   90   100

Estado de salud:

Estado de ánimo:

NOTAS ....

....

....

NOTAS ....

....

....

Cosas positivas/ logros

Cosas negativas/ pasos atrás

NOTAS ....

....

....

....

....

NOTAS ....

....

....

....

....

Notas, aprendizajes, objetivos y mejoras

....

....

....

....

Día de dieta: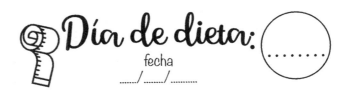

fecha
....../ ..../ ....

Desayuno

....
....
....
....

CALORÍAS

Merende

....
....
....
....

CALORÍAS

Almuerzo

....
....
....
....

CALORÍAS

Cena

....
....
....
....

CALORÍAS

Actividad física/entrenamiento

....
....
....
....

DURACIÓN   CALORIE CONSUMATE

¡Has bebido lo suficiente?

1 BOTELLA = 0,5 L DE AGUA (RECOMENDACIÓN DIARIA 1,5 - 2 L)

Cálculo calórico

CALORÍAS TOTALES ....

CALORÍAS OBJETIVO ....

DÉFICIT :)

EXCESO :(

Notas del día

Clima:

○   ○   ○   ○   ○

Sueño

DORMÍ .... HORAS

ME DESPERTÉ .... VECES

Peso:

.... KG

Medidor de felicidad:

0   10   20   30   40   50   60   70   80   90   100

Estado de salud:

○   ○   ○   ○

Estado de ánimo:

○   ○   ○   ○

NOTAS . . . .

. . . .

. . . .

NOTAS . . . .

. . . .

. . . .

Cosas positivas/ logros

NOTAS . . . .

. . . .

. . . .

. . . .

. . . .

Cosas negativas/ pasos atrás

NOTAS . . . .

. . . .

. . . .

. . . .

. . . .

Notas, aprendizajes, objetivos y mejoras

. . . .

. . . .

. . . .

. . . .

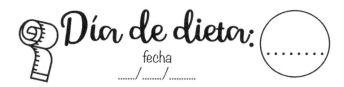

Día de dieta:

fecha
....../ ....../ ....

Desayuno

. . . .
. . . .
. . . .
. . . .

CALORÍAS

Merende

. . . .
. . . .
. . . .
. . . .

CALORÍAS

Almuerzo

. . . .
. . . .
. . . .
. . . .

CALORÍAS

Cena

. . . .
. . . .
. . . .
. . . .

CALORÍAS

Actividad física/entrenamiento

. . . .
. . . .
. . . .
. . . .

DURACIÓN   CALORIE CONSUMATE

¿Has bebido lo suficiente?

1 BOTELLA = 0,5 L DE AGUA (RECOMENDACIÓN DIARIA 1,5 - 2 L)

Cálculo calórico

CALORÍAS TOTALES . . . .

CALORÍAS OBJETIVO . . . .

DÉFICIT ☺

EXCESO ☹

Notas del día

Clima:

○   ○   ○   ○   ○

Sueño

DORMÍ .... HORAS

ME DESPERTÉ .... VECES

Peso:

.... KG

Medidor de felicidad:

0   10   20   30   40   50   60   70   80   90   100

Estado de salud:

○   ○   ○   ○

NOTAS ·

· ·

· ·

Estado de ánimo:

○   ○   ○   ○

NOTAS ·

· ·

· ·

Cosas positivas/ logros

NOTAS ·

· ·

· ·

· ·

· ·

Cosas negativas/ pasos atrás

NOTAS ·

· ·

· ·

· ·

· ·

Notas, aprendizajes, objetivos y mejoras

· ·

· ·

· ·

· ·

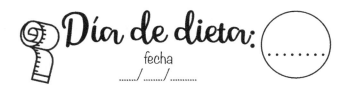

Día de dieta:

fecha
....../ ....../ ....

Desayuno

. . . .
. . . .
. . . .
. . . .
CALORÍAS

Merende

. . . .
. . . .
. . . .
. . . .
CALORÍAS

Almuerzo

. . . .
. . . .
. . . .
. . . .
CALORÍAS

Cena

. . . .
. . . .
. . . .
CALORÍAS

Actividad física/entrenamiento

. . . .
. . . .
. . . .
. . . .

DURACIÓN   CALORIE CONSUMATE

¡Has bebido lo suficiente?

1 BOTELLA = 0,5 L DE AGUA (RECOMENDACIÓN DIARIA: 1,5 - 2 L)

Cálculo calórico

CALORÍAS TOTALES ....

CALORÍAS OBJETIVO ....

DÉFICIT ☺

EXCESO ☹

Notas del día

Clima:

Sueño

DORMÍ . . . . HORAS

ME DESPERTÉ . . . . VECES

Peso:

. . . . KG

Medidor de felicidad:

0 10 20 30 40 50 60 70 80 90 100

Estado de salud:

Estado de ánimo:

NOTAS . . . .

. . . .

. . . .

NOTAS . . . .

. . . .

. . . .

Cosas positivas/ logros

NOTAS . . . .

. . . .

. . . .

. . . .

. . . .

Cosas negativas/ pasos atrás

NOTAS . . . .

. . . .

. . . .

. . . .

. . . .

Notas, aprendizajes, objetivos y mejoras

. . . .

Día de dieta:
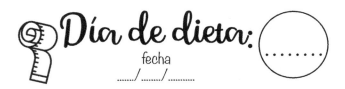

fecha
....../ ....../ ....

Desayuno

· ·
· ·
· ·
· ·

CALORÍAS

Merende

· ·
· ·
· ·
· ·

CALORÍAS

Almuerzo

· ·
· ·
· ·
· ·

CALORÍAS

Cena

· ·
· ·
· ·
· ·

CALORÍAS

Actividad física/entrenamiento

· ·
· ·
· ·
· ·

DURACIÓN   CALORIE CONSUMATE

¿Has bebido lo suficiente?

1 BOTELLA = 0,5 L DE AGUA (RECOMENDACIÓN DIARIA 1,5 - 2 L)

Cálculo calórico

CALORÍAS TOTALES . . . .   DÉFICIT ☺

CALORÍAS OBJETIVO . . . .   EXCESO ☹

Notas del día

Clima:

○ ○ ○ ○ ○

Sueño

DORMÍ .... HORAS

ME DESPERTÉ .... VECES

Peso:

.... KG

Medidor de felicidad:

0 10 20 30 40 50 60 70 80 90 100

Estado de salud:

○ ○ ○ ○

Estado de ánimo:

○ ○ ○ ○

NOTAS . . . .

. . . .

. . . .

NOTAS . . . .

. . . .

. . . .

Cosas positivas/ logros

NOTAS . . . .

. . . .

. . . .

. . . .

. . . .

Cosas negativas/ pasos atrás

NOTAS . . . .

. . . .

. . . .

. . . .

. . . .

Notas, aprendizajes, objetivos y mejoras

. . . .

. . . .

. . . .

. . . .

Día de dieta:
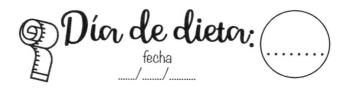

fecha
....../ ..../ ....

Desayuno
· ·
· ·
· ·
· ·
CALORÍAS

Merende
· ·
· ·
· ·
· ·
CALORÍAS

Almuerzo
· ·
· ·
· ·
· ·
CALORÍAS

Cena
· ·
· ·
· ·
· ·
CALORÍAS

Actividad física/entrenamiento
· ·
· ·
· ·
· ·

DURACIÓN   CALORIE CONSUMATE

¿Has bebido lo suficiente?

1 BOTELLA = 0,5 L DE AGUA (RECOMENDACIÓN DIARIA 1,5 - 2 L)

Cálculo calórico

CALORÍAS TOTALES ....   DÉFICIT ☺

CALORÍAS OBJETIVO ....   EXCESO ☹

Notas del día

Clima:

○ ○ ○ ○ ○

Sueño

DORMÍ . . . . HORAS

ME DESPERTÉ . . . . VECES

Peso:

. . . . KG

Medidor de felicidad:

0   10   20   30   40   50   60   70   80   90   100

Estado de salud:

○ ○ ○ ○

NOTAS . . . .

. . . .

. . . .

Estado de ánimo:

○ ○ ○ ○

NOTAS . . . .

. . . .

. . . .

Cosas positivas/ logros

NOTAS . . . .

. . . .

. . . .

. . . .

. . . .

Cosas negativas/ pasos atrás

NOTAS . . . .

. . . .

. . . .

. . . .

. . . .

Notas, aprendizajes, objetivos y mejoras

. . . .

. . . .

. . . .

. . . .

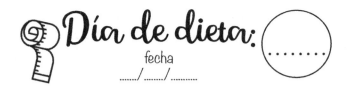

Día de dieta:

fecha
....../ ....../ ....

Desayuno

· ·
· ·
· ·
· ·
CALORÍAS

Merende

· ·
· ·
· ·
· ·
CALORÍAS

Almuerzo

· ·
· ·
· ·
· ·
CALORÍAS

Cena

· ·
· ·
· ·
· ·
CALORÍAS

Actividad física/entrenamiento

· ·
· ·
· ·
· ·

DURACIÓN   CALORIE CONSUMATE

¡Has bebido lo suficiente?

1 BOTELLA = 0,5 L DE AGUA (RECOMENDACIÓN DIARIA 1,5 - 2 L)

Cálculo calórico

CALORÍAS TOTALES ....

CALORÍAS OBJETIVO ....

DÉFICIT ☺

EXCESO ☹

Notas del día

Clima:

Sueño

DORMÍ .... HORAS

ME DESPERTÉ .... VECES

Peso:

.... KG

Medidor de felicidad:

0   10   20   30   40   50   60   70   80   90   100

Estado de salud:

Estado de ánimo:

NOTAS . . . .

. . . .

. . . .

NOTAS . . . .

. . . .

. . . .

Cosas positivas/ logros

NOTAS . . . .

. . . .

. . . .

. . . .

. . . .

Cosas negativas/ pasos atrás

NOTAS . . . .

. . . .

. . . .

. . . .

. . . .

Notas, aprendizajes, objetivos y mejoras

. . . .

. . . .

. . . .

. . . .

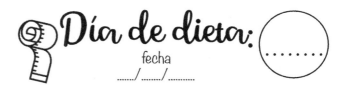

Día de dieta:

fecha
......./ ..../ ....

Desayuno

· ·
· ·
· ·
· ·

CALORÍAS

Merende

· ·
· ·
· ·
· ·

CALORÍAS

Almuerzo

· ·
· ·
· ·
· ·

CALORÍAS

Cena

· ·
· ·
· ·
· ·

CALORÍAS

Actividad física/entrenamiento

· ·
· ·
· ·
· ·

DURACIÓN   CALORIE CONSUMATE

¿Has bebido lo suficiente?

I BOTELLA = 0,5 L DE AGUA (RECOMENDACIÓN DIARIA 1,5 - 2 L)

Cálculo calórico

CALORÍAS TOTALES . . . .

CALORÍAS OBJETIVO . . . .

DÉFICIT ☺

EXCESO ☹

Notas del día

Clima:

Sueño

DORMÍ .... HORAS
ME DESPERTÉ .... VECES

Peso:

.... KG

Medidor de felicidad:

0   10   20   30   40   50   60   70   80   90   100

Estado de salud:

NOTAS ·

· ·

· ·

Estado de ánimo:

NOTAS ·

· ·

· ·

Cosas positivas/ logros

NOTAS ·

· ·

· ·

· ·

· ·

Cosas negativas/ pasos atrás

NOTAS ·

· ·

· ·

· ·

· ·

Notas, aprendizajes, objetivos y mejoras

....

....

....

....

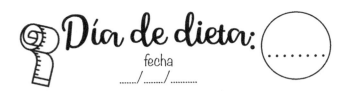

Día de dieta:

fecha
....../ ....../ ....

Desayuno

. . . .
. . . .
. . . .
. . . .
CALORÍAS

Merende

. . . .
. . . .
. . . .
. . . .
CALORÍAS

Almuerzo

. . . .
. . . .
. . . .
. . . .
CALORÍAS

Cena

. . . .
. . . .
. . . .
. . . .
CALORÍAS

Actividad física/entrenamiento

. . . .
. . . .
. . . .
. . . .
DURACIÓN   CALORIE CONSUMATE

¿Has bebido lo suficiente?

1 BOTELLA = 0,5 L DE AGUA (RECOMENDACIÓN DIARIA 1,5 - 2 L)

Cálculo calórico

CALORÍAS TOTALES . . . .   DÉFICIT :)

CALORÍAS OBJETIVO . . . .   EXCESO :(

Notas del día

Clima:

○　　○　　○

Sueño

DORMÍ .... HORAS

ME DESPERTÉ .... VECES

Peso:

.... KG

Medidor de felicidad:

0　10　20　30　40　50　60　70　80　90　100

Estado de salud:

○　　○　　○　　○

Estado de ánimo:

○　　○　　○　　○

NOTAS . . . .

. . . .

. . . .

NOTAS . . . .

. . . .

. . . .

Cosas positivas/ logros

NOTAS . . . .

. . . .

. . . .

. . . .

. . . .

Cosas negativas/ pasos atrás

NOTAS . . . .

. . . .

. . . .

. . . .

Notas, aprendizajes, objetivos y mejoras

....

....

....

....

Antes

Después

Resultado final

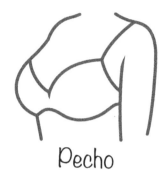

Pecho

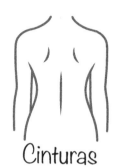

Cinturas

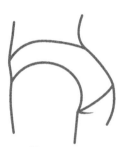

Trasero

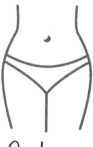

Caderas

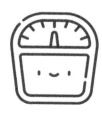

Peso

IMC

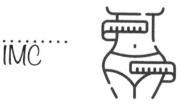

Porcentaje de grasa
corporal

Impressum

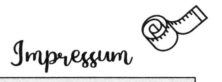

Bei Fragen & Anregungen:
feedback@mertens-publication.de

1. Auflage
2018 Mertens Verlagsgruppe
Mertens Ventures Ltd.
Tefkrou Anthia No 2 Office 301
6045 Larnaca
Zypern
E-Mail: kontakt@mertens-publication.de

Made in the USA
Monee, IL
16 October 2021